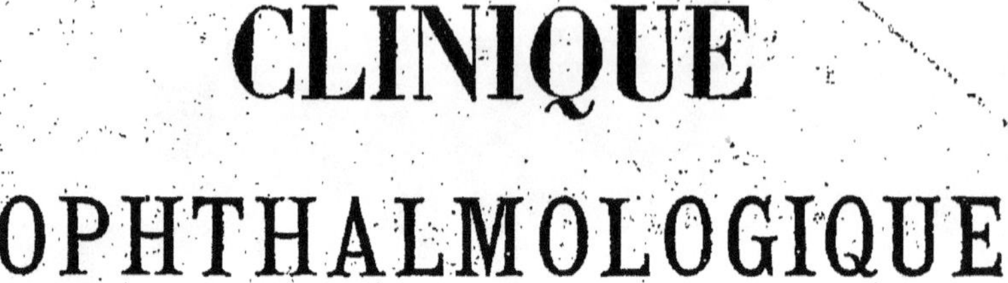

CLINIQUE OPHTHALMOLOGIQUE

DU

Dr TERSON, A TOULOUSE.

Considérations pratiques sur l'opération du strabisme convergent, les fistules de la cornée, la fistule lacrymale congénitale, les calculs des conduits lacrymaux;

SUIVIES D'UN

RELEVÉ STATISTIQUE

De 114 extractions de cataracte, pratiquées d'après la méthode de Graefe.

TOULOUSE

IMPRIMERIE LOUIS ET JEAN-MATTHIEU DOULADOURE

Rue Saint-Rome, 39.

1873

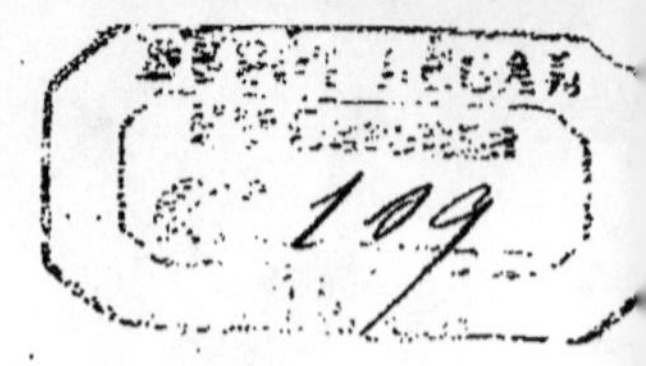

CLINIQUE OPHTHALMOLOGIQUE

DU

Dr TERSON, A TOULOUSE.

L'opération du strabisme discréditée en France, peu de temps après son apparition dans la chirurgie, tend à reprendre heureusement faveur depuis quelques années, grâce aux travaux de quelques hommes qui ont, en quelque sorte, reconstruit pièce à pièce l'oculistique et lui ont donné un caractère de précision, que n'ont encore pu atteindre les autres branches de la médecine. Cependant toutes les préventions ne sont pas effacées, parce que l'étude de l'ophthalmologie est encore trop peu répandue; et il faut bien le dire aussi, parce que certains opérateurs pratiquent l'opération dans tous les cas qu'ils rencontrent et recueillent des insuccès, qui après avoir justement amoindri leur réputation d'habileté, ont le fâcheux effet d'augmenter le nombre des détracteurs de l'opération. Le but d'une partie de ce travail est de rétablir ce que je crois être la vérité, en faisant apprécier cette opération ce qu'elle vaut; ni plus ni moins.

J'y ai joint quelques considérations sur d'autres points importants de pratique, tels que le traitement des fistules de la cornée, des fistules lacrymales congénitales. Vient ensuite une observation d'une affection très-rare, due au développement de calculs volumineux dans les conduits lacrymaux.

Enfin j'ai cru devoir reproduire un article que j'ai publié récemment dans l'*Union Médicale de Paris* (n° du 10 mai), en le faisant suivre d'un relevé statistique très-détaillé de toutes mes opérations de cataracte, d'après la méthode de Graefe, bien réglée aujourd'hui, discutée encore avec une certaine passion, mais qui sera un jour presque exclusivement employée pour l'extraction de la cataracte. Les meilleures raisons ne valent pas des faits nombreux et authentiques, loyalement rapportés.

I

CONSIDÉRATIONS PRATIQUES SUR L'OPÉRATION DU STRABISME CONVERGENT, PAR LA TÉNOTOMIE DU MUSCLE DROIT INTERNE (1).

Il y a un an, aujourd'hui, je présentai à la Société de Médecine de Toulouse, deux jeunes filles que j'avais opérées, depuis deux mois environ, d'un strabisme convergent. Je ne voulus pas alors tirer de ces faits des conclusions qu'un avenir peu éloigné pouvait démentir. Je viens, après une année, remplir cette lacune. J'ajouterai à ces faits la relation d'une troisième observation, datant à peu près de la même époque; et il me sera permis de prouver, je l'espère, d'une part, que l'opération du strabisme, appuyée d'un diagnostic exact, et exécutée selon certaines règles, aujourd'hui très-précises, ne mérite en rien le discrédit dans lequel elle était tombée; et aussi, qu'il faut reconnaître avec loyauté le défaut de précision dont ses résultats peuvent être entachés dans certains cas, bien spécifiés d'ailleurs; et, par conséquent, qu'un engouement excessif pour l'opération est une faute.

Rappelons rapidement par quelles phases cette opération est passée depuis trente-cinq ans environ qu'elle a été prati-

(1) Mémoire lu à la Société de Médecine de Toulouse, dans la séance du 11 janvier 1873.

quée pour la première fois. Dieffenbach, un des premiers, a pratiqué la ténotomie sur une assez vaste échelle, pour donner son nom à la méthode qu'il employait. La section du droit interne faite par son procédé, sans règles bien établies, faisait instantanément disparaître le strabisme; mais, peu de temps après l'opération, l'œil dévié reprenait sa position primitive ou, ce qui était bien pire, une position inverse.

Peu à peu le discrédit survint, et, selon une disposition d'esprit familière à notre caractère, le ridicule acheva de bannir de France cette opération.

Malgaigne charma longtemps, dans son cours, ses nombreux auditeurs, en leur racontant les résultats inattendus de cette opération prétendue merveilleuse; j'ai eu moi-même le plaisir de l'entendre.

Cependant, un chirurgien français, Bonnet (de Lyon) (1841), montra, avec soin, les rapports étroits qui existent entre les muscles moteurs de l'œil et la capsule de Tenon, et fit faire ainsi un pas décisif à la question, tandis que de nombreux auteurs dissertaient en sens divers, sans base sérieuse.

Puis vint de Graefe (1854), qui, apportant dans cette question, comme dans toutes celles qu'il a touchées, sa grande rigueur scientifique et son esprit supérieur d'observation, nous donna, à l'aide des connaissances anatomiques fournies par notre compatriote Bonnet, les règles exactes de la ténotomie, et indiqua les moyens de restreindre ou d'augmenter les effets de l'opération. Ses travaux existaient déjà, et ses élèves reprenaient avec ardeur l'opération, presque abandonnée, que dans les cours officiels de l'Ecole de Paris (1860), on continuait à trouver absurde toute tentative de guérir le strabisme par un moyen chirurgical.

De plus, grâce aux admirables travaux de Donders sur les anomalies de la réfraction, on s'aperçut que, dans un très-grand nombre de cas, quatre sur cinq, le strabisme convergent existe chez des sujets dont les yeux portent un vice de conformation consistant en ce que l'axe antéro-postérieur de l'œil est plus court qu'à l'état normal; de là un état de la réfraction qu'il a appelé *hypermétropie* ou *hypéropie*, par opposition à celui que l'on connaissait depuis longtemps sous le nom de *myopie*, dans lequel, comme on sait, l'axe antéro-postérieur de l'œil a subi un allongement anormal. Cette découverte devenait à son tour un trait de lumière, et chose remarquable, l'emploi de verres corrigeant le vice de réfraction, venait aider, de la manière la plus heureuse la main de l'opérateur.

La question, ainsi renouvelée, entrait donc dans une nouvelle phase; et si Giraud-Teulon, si compétent en ces matières, avait pu dire : « La brillante découverte de la myotomie avait, sous certains rapports, devancé son œuvre : la chirurgie avait pris le pas sur la physiologie spéciale, et, le couteau à la main, tranchait, raccourcissait les muscles de l'œil, avant d'avoir appris à connaître les lois de leur fonctionnement » ; il pouvait justement ajouter : « On ignore trop généralement encore en France, les progrès accomplis dans cette ligne, depuis que le ténotome, mis à sa véritable place, n'a plus droit de paraître qu'à la suite du compas. » Et, maintenant que j'ai exposé rapidement la situation actuelle, qu'y a-t-il de vrai ou d'exagéré dans les assertions des opérateurs qui prétendent guérir, et n'hésitent pas à opérer tous les strabiques qu'ils rencontrent, quel est le degré de défaveur ou d'estime que mérite l'opération elle-même ? Voilà ce qu'il me reste à examiner.

Quelques propositions acceptées aujourd'hui presque comme des axiomes, doivent être rappelées ici.

L'anomalie de réfraction dite hypermétropie, exige pour que la vue soit bien distincte, l'emploi presque constant du plus grand pouvoir d'accommodation dont l'œil est capable ; et l'on sait qu'en même temps que se produit alors la contraction du muscle ciliaire, cette tension amène un degré notable de convergence des axes optiques.

L'hypermétropie existe souvent à un degré inégal dans les deux yeux, et l'on constate que lorsqu'un seul œil louche en dedans, c'est d'ordinaire le plus hypermétrope ; de même, si les deux yeux sont strabiques (strabisme alternatif), celui qui louche le plus est encore habituellement le plus hypermétrope.

De ces deux premières propositions, il paraît tout simple de faire ressortir ce qu'a de naturel la fréquence du strabisme convergent dans l'hypermétropie; soit par les efforts continuels d'accommodation, soit par la nécessité où se trouve le sujet, d'annihiler, de *neutraliser* l'image la plus défectueuse, ce qu'il obtient en augmentant encore le degré de convergence de son œil le plus faible.

Lorsqu'un œil est dévié depuis longtemps, il est atteint d'une forte amblyopie causée par son inactivité fonctionnelle prolongée, au point que son acuité est très-mauvaise, et que l'œil est impropre à un travail quelconque. Mais dans un certain nombre de cas il n'est pas pour cela définitivement perdu ; à l'aide de divers moyens, on peut lui rendre une bien meilleure acuité de vue, et en l'armant ensuite du verre convexe qui corrige exactement son degré d'hypermétropie, on peut le faire concourir à l'acte de la vision en même temps que son congénère, rétablir en un mot la vision binoculaire, si l'on parvient par un moyen quelconque à ramener le parallélisme des axes optiques.

De ces dernières considérations, il résulte nécessairement, que si par l'opération de la ténotomie on parvient à redresser l'œil d'une quantité en proportion exacte avec le degré de déviation, si en un mot, le dosage exact de l'effet opératoire peut être donné par certaines manœuvres, variant selon les cas, on aura obtenu la cure radicale du strabisme ; si d'un autre côté, l'œil dévié, exercé et ramené à un état de réfraction normal, devient apte à concourir à la vision binoculaire; dernière condition éminemment favorable (cela va de soi), pour ramener et entretenir une synergie parfaite entre les mouvements des muscles de l'œil et de leurs antagonistes.

Ces deux conditions sont-elles aisément réalisables?

Et d'abord, peut-on d'après les règles instituées par de Graefe, et que l'expérience a fait *très-légèrement* modifier selon les circonstances, doser à volonté l'effet de l'opération?

Ainsi que je l'ai dit plus haut, Bonnet (de Lyon) a montré qu'il existe des connexions étroites, des adhérences entre les muscles de l'œil et la capsule fibreuse qui enveloppe cet organe, dans le point même où les muscles traversent cette dernière pour venir fixer leur tendon sur la sclérotique; tandis que ces mêmes muscles sont beaucoup plus libres dans leur portion en rapport avec la face supérieure de la capsule de Tenon. Si donc, on sectionne le tendon du muscle à son attache scléroticale, et qu'on respecte soigneusement ses adhérences avec la capsule, le redressement de l'œil s'opérera d'une certaine quantité, par suite du glissement en arrière du tendon sectionné; et cela se produit, en effet, dans une proportion que l'expérience a pu fixer; mais les adhérences mutuelles du muscle et de la capsule, et celles de cette dernière avec le globe doivent nécessairement limiter ce glissement; et sauf des conditions particulières que j'examinerai plus loin, le strabisme inverse ne surviendra pas, le tendon coupé allant positivement se fixer à une petite distance en arrière de son insertion naturelle, en un point connu à l'avance. C'est sur ces données que de Graefe a établi de couper très-exactement et très-complétement le tendon du muscle à son attache sur la sclérotique, en se gardant bien de produire autour de lui le moindre délabrement.

C'est là aussi tout le mystère des succès nombreux de la strabotomie exécutée selon les règles actuelles, et il reste prouvé que le résultat forcé de l'opération bien faite est le redressement de l'œil de 3 à 4 millimètres. Il est vrai qu'on peut augmenter très-notablement cet effet, et il suffit pour cela de dégager plus ou moins la capsule de Tenon de ses attaches au globe de l'œil, qui gênent le glissement de l'organe vers la nouvelle direction qu'on veut lui donner; on favorise par cette manœuvre l'insertion du tendon coupé encore plus en arrière; mais il faut prendre bien garde, de tomber dans l'écueil des procédés anciens, le droit externe resté de son côté dans sa position et dans sa force, pourrait prendre une prépondérance excessive sur le muscle coupé, qu'une insertion trop reculée sur la sphère oculaire affaiblirait outre mesure et dont l'*insuffisance* viendrait bientôt se montrer, par un effet pûrement mécanique.

Telle était la cause des insuccès si fréquents de la méthode de Dieffenbach dans laquelle, faute de connaissances anatomiques exactes, le tendon était : ou incomplétement coupé, et alors le strabisme convergent ne tardait pas à reparaître ; ou sectionné au-dessus du point où il traverse la capsule de Tenon, en sorte que flottant, pour ainsi dire au hasard, il ne donnait plus de résistance au droit externe, dont le jeu naturel entraînait peu à peu l'apparition d'un strabisme divergent extrême.

Le grand écueil de l'opération du strabisme convergent, est donc l'*insuffisance* du muscle sectionné, qu'il faut éviter à tout prix ; et on l'évitera si l'on accepte de ne pas redresser l'œil d'une quantité plus grande que 3 à 4 millimètres. (Il sera toujours facile de doubler cet effet, si cela est nécessaire, par une opération pareille portant sur l'autre œil, et c'est le précepte fondamental à suivre ; mais ceci n'est pas en question en ce moment).

Ainsi, il me paraît démontré qu'au point de vue opératoire, on peut compter sur un résultat certain de la ténotomie, considéré au moment où le tendon coupé vient de s'attacher de nouveau au globe.

Tout le monde admettra maintenant avec moi, que si à ce même moment, on a obtenu par un autre moyen de ramener l'œil dévié à une acuité de vue très-approchante de celle de l'autre œil et à un état de réfraction identique, la deuxième condition du problème sera bien près d'être résolue, et on aura toutes les chances possibles pour la guérison, non-seulement momentanée du strabisme ; mais aussi pour la consolidation définitive de la synergie parfaite des mouvements oculaires.

L'expérience prouve que dans un peu plus du tiers des cas qui se présentent dans la pratique, grâce à des exercices préalables et ultérieurs, on peut obtenir ce résultat. Je le répète, il ne s'agit ici que du redressement de l'œil de 3 à 4 millimètres. Mais environ de 60 à 70 fois sur 100, il n'est pas possible de rétablir la vision binoculaire, soit par suite d'une amblyopie par trop prononcée de l'œil dévié, soit qu'il y ait un état de réfraction des deux yeux, si différent, que la compensation ne puisse convenablement s'établir; soit, et ceci est encore trop commun, que les conditions matérielles de la vie ne puissent faire accepter aux malades l'obligation d'exécuter les manœuvres orthopédiques nécessaires, et de porter des verres pendant un temps assez long.

Il nous reste à examiner comment pour ces cas, encore trop nombreux, se comporte la ténotomie dans un temps relativement éloigné de l'opération, étant admis comme je viens de le dire, que l'équilibre des forces musculaires n'a pas retrouvé l'appui que lui donne l'habitude reprise de la vision binoculaire. L'opération produit immédiatement le résultat attendu; mais ici entre un nouveau facteur de première importance pour ses suites éloignées : Je veux parler de la force de chaque muscle par rapport à son antagoniste; et je tiens à citer, à ce propos, un passage du *Traité des maladies des yeux* de mon ancien maître, M. de Wecker, dont l'adresse dans l'opération en question, n'est discutée par personne : « L'effet d'une ténotomie ne dépend pas exclusivement de la quantité dont on recule ou dont on avance l'insertion musculaire détachée; il est encore directement en rapport avec la disproportion qui existe entre l'équilibre musculaire normal, et la prépondérance acquise par un muscle aux dépens de son antagoniste. Or, comme il est impossible de déterminer avec exactitude la disproportion qui sur un œil atteint de strabisme convergent par exemple, existe entre le droit externe et le droit interne, il est impossible aussi d'indiquer à l'avance, autrement que par approximation, l'effet d'une opération qu'on va faire. »

Ceci est la condamnation formelle des opérateurs à outrance, qui promettent sans le plus léger doute la guérison radicale à tous les strabiques que le hasard fait tomber sous leur

2

main peu scrupuleuse, et qui souvent répondent à toute objection en disant qu'ils ont modifié le procédé connu, de manière à le rendre infaillible.

Est-ce à dire que l'on ne doit pas opérer quand est avérée l'impossibilité de rétablir la vision simultanée des deux yeux. Nous ne le pensons pas d'une manière absolue; mais on doit redoubler de prudence, et au lieu de chercher un succès complet et immédiat, il vaut mieux sincèrement dire au malade qu'on ne fera qu'en partie le redressement de l'œil dévié; que la guérison trop apparente tout de suite après l'opération, se changerait, peut-être, en une difformité plus pénible dans un avenir peu éloigné. C'est alors qu'il faut sans cesse avoir dans l'esprit les dangers prochains de l'insuffisance de force du muscle coupé, non soutenu par le rétablissement de la vision associée des deux yeux. Ceci est d'autant plus vrai, que M. de Wecker a appelé tout récemment l'attention sur un fait assez curieux, la guérison spontanée du strabisme convergent (non paralytique bien entendu), par l'effet de l'âge. Il résulte de ses recherches là-dessus, que passé 45 à 50 ans, (un peu tard il est vrai pour les personnes qui tiennent à la régularité de leur physionomie), on ne voit guère plus de malades atteints du strabisme hypermétropique. Cette assertion n'a pas été sérieusement combattue; et si le fait est réellement vrai, elle nous paraît de nature à faire refuser un peu plus souvent encore l'opération, *quand la vision binoculaire ne peut être rétablie sûrement* et à la réserver alors au strabisme tellement extrême, qu'il détermine un état vraiment repoussant de la physionomie; en sorte qu'une divergence excessive ne puisse être sérieusement à craindre, comme suite de l'opération.

Telles sont les considérations qui m'ont guidé dans les observations que je vais relater; j'aurais trouvé quelques occasions de plus d'opérer; mais j'ai crû mieux faire en retenant ma main, ne voulant pas contribuer à justifier le discrédit dont jouit encore à Toulouse, cette opération si belle quand elle est faite avec les chances de tous points favorables, que nous pouvons lui donner en la restreignant à des limites justes.

Observation I. — Mlle Gaubert (de Toulouse), âgée de 18 ans, se présente à ma consultation vers le 15 juillet 1871, atteinte d'un strabisme convergent alternatif des deux yeux. A l'œil droit, la déviation mesure trois millimètres environ, et près de cinq millimètres à l'œil gauche. A ce degré, la difformité est des plus choquantes; je constate que l'acuité de l'œil droit est médiocre, celle de l'œil gauche très-mauvaise; les verres convexes améliorent notablement la vue de loin, le sujet est donc hypermétrope. L'opération est proposée, et devra porter sur les deux yeux successivement; mais je donne un verre grossissant pour exercer l'œil gauche seul, dans le but d'améliorer son acuité et de donner l'espoir de rétablir, par l'opération, la vision binoculaire. Deux mois après, la ténotomie est pratiquée à l'œil gauche; le redressement immédiat est manifeste; mais le strabisme convergent reparaît peu à peu, à mesure que la jeune fille reprend son travail. Le mois suivant, je pratique la ténotomie à l'œil droit avec la plus grande prudence; pour ne pas dépasser le but, il fut laissé même une trace de convergence exagérée. La malade, fort satisfaite, cessa, malgré mes instances, tout exercice de l'œil gauche : le résultat est donc resté livré au jeu des forces musculaires, qui, si elles étaient mal équilibrées, pouvaient exercer dans l'avenir une influence défavorable.

J'ai eu l'honneur de présenter, l'année dernière, à la Société, cette jeune fille, opérée depuis trois mois environ. Mes collègues ont pu s'assurer que le redressement apparent des yeux était convenablement obtenu, ce qui se voit, d'ailleurs, sur une photographie de la malade prise avant l'opération, et une seconde que la malade m'a remise quelques jours après avoir été vue ici. Cette jeune malade veut bien se représenter à vous aujourd'hui, quinze mois après l'opération. On peut constater que le strabisme convergent n'a pas reparu; un degré de convergence un peu exagéré se produit seulement quand la malade fixe fortement, pour la lecture par exemple, et ce petit défaut disparaît dans le regard à distance. Il y a donc, quoiqu'il ne soit pas parfait, un équilibre assez convenable des forces musculaires.

On voudra bien constater, d'ailleurs, que la physionomie de cette personne, étrange avant toute opération, comme le montre sa photographie prise à cette époque, est bien changée, à son avantage, depuis qu'elle a subi une double ténotomie (1).

Observation II. — Mlle Marie Laforgue (de Bagnères-de-Bigorre), âgée de 21 ans, domestique, se présente à ma clinique le 26 octobre 1871, atteinte d'un strabisme convergent de l'œil gauche, mesurant quatre millimètres environ. Les deux yeux sont affectés d'un mouvement choréique presque imperceptible (nystagmus), ce qui me fait supposer quelque maladie sérieuse datant de l'enfance; il n'en reste pourtant pas de trace extérieure apparente; mais l'acuité de vue plus mauvaise à l'œil gauche, est loin d'être normale à droite. Je ne puis constater l'existence de l'hypermétropie. L'opération est proposée et faite le lendemain. La correction immédiate laisse pourtant persister une légère convergence.

Quelques jours après, il semblait que la vision binoculaire était obtenue, tant les deux yeux fixaient ensemble les objets qu'on leur présentait, jusqu'à une distance de moins de dix centimètres.

(1) Dans la discussion qui a suivi la lecture de ce Mémoire et la présentation de cette malade, dont l'état est si satisfaisant quant à l'aspect extérieur, plusieurs de mes collègues ont cherché, dans leur argumentation, à diminuer le mérite de l'opération du strabisme en général, en disant que le rétablissement de l'harmonie du regard et, par conséquent, de la physionomie, est peu de chose, comparé au rétablissement de la vision binoculaire, qui n'a guère lieu, d'après ce que j'ai dit, que 30 à 40 fois sur 100. Il est facile de répondre que les personnes, des jeunes filles pour la plupart, qui viennent demander la guérison de leur strabisme, ne songent presque jamais à voir mieux de l'œil qui louche, mais désirent le redressement de leurs yeux, pour que leur difformité apparente disparaisse. Nous pensons que le médecin serait bien difficile s'il n'était pas satisfait lorsque le malade, ayant obtenu ce qu'il désire, lui exprime sa joie et sa reconnaissance. Toutes les fois donc qu'on a redressé les yeux *d'une manière permanente*, on a obtenu le *succès*; et, lorsqu'on parvient à redresser l'œil dévié et à rétablir la vision simultanée des deux yeux, on a atteint *le succès idéal*, que le chirurgien doit toujours rechercher, heureux de l'atteindre 1 fois sur 3, et d'en approcher presque toujours de si près.

Quand j'ai présenté cette malade à la Société, deux mois après l'opération, la guérison était parfaite ; s'il restait même quelque chose, c'était encore plutôt une très-légère convergence, mais si faible que je craignais déjà un certain degré d'insuffisance du muscle coupé.

Vous pouvez constater aujourd'hui qu'il n'y a pas de déviation en dehors, même légère ; mais la faible convergence qui restait après l'opération a disparu, et cela me prouve, de plus en plus, qu'il est de la plus grande importance, quand on a peu de chances de rétablir la vision binoculaire, de laisser, en opérant, un degré notable de convergence.

Observation III. — Mlle G....., âgée de 19 ans, ma proche parente, est atteinte depuis son enfance d'un strabisme convergent de l'œil gauche, qui mesure de quatre à cinq millimètres, et qui semble encore augmenter quand la malade fixe un objet rapproché, avec quelque insistance. Les verres convexes améliorent beaucoup la vue de l'œil droit. Quant à l'œil dévié, il ne sert en rien depuis longtemps, et voit tout confusément. Je fais exercer séparément cet œil avec un fort verre convexe, et, après quelques mois, la malade revient, me disant qu'elle y voit beaucoup mieux de l'œil dévié, mais que, si elle fixe avec les deux elle éprouve encore plus de gêne qu'autrefois, et qu'elle est forcée de loucher fortement pour échapper à une double image des objets. Ce fait me détermine à opérer, bien convaincu cette fois que l'on peut obtenir un succès complet et définitif par le rétablissement de la vision binoculaire. L'opération a été faite le 9 février 1872 à ma clinique, avec l'assistance du docteur Tachard et de plusieurs élèves en médecine; il y a donc plus d'une année aujourd'hui.

Mes prévisions se sont entièrement réalisées : Mlle G....., que j'ai revue encore tout récemment, est guérie sans qu'il reste la moindre trace de son ancienne maladie.

Elle se sert maintenant des deux yeux pour la lecture, et se trouve assez surprise, dit-elle, de ne plus pouvoir loucher. Mais elle n'exerce sa vue de près qu'avec des verres convexes du numéro 16, qui corrigent bien son hypermétropie. La guérison immédiate s'est donc, dans ce cas, très-fortifiée par l'habitude et l'exercice, et l'œil gauche, jusque-là perdu pour la malade, est devenu apte à la vision associée : c'est donc l'idéal de l'opération entièrement obtenu (1).

En résumé, des observations ci-dessus et des considérations dont je les ai fait précéder, il me semble résulter :

1° Que l'opération du strabisme convergent, telle qu'elle se fait aujourd'hui, est parfaitement réglée, et laisse bien en arrière les procédés anciens de strabotomie, justement tombés dans l'oubli ;

2° Que lorsque, par l'exercice, on a pu rendre à l'œil strabique une bonne acuité de vue et qu'on peut espérer ainsi le rétablissement de la vision binoculaire, l'opération trouve son indication absolue, et donne alors les plus grandes chances possibles pour un succès complet et définitif ;

3° Que si on n'a pas l'espoir de pouvoir, après l'opération, rétablir la vision binoculaire, il faut savoir refuser d'opérer dans les degrés très-modérés de strabisme ; et que, si l'on accepte d'opérer pour remédier à une difformité trop apparente, il est indispensable d'agir avec une grande prudence, en laissant après l'opération un degré notable de convergence, dans la crainte de tomber dans l'excès contraire ;

4° Que l'opération de la ténotomie dans le strabisme convergent ainsi comprise, et malgré ces justes restrictions, n'en demeurera pas moins une des brillantes conquêtes de l'ophthalmologie contemporaine, essentiellement scientifique et progressive.

(1) J'ai opéré un quatrième malade, un petit garçon âgé de 5 ans, mais le strabisme était si fort, que deux opérations avaient été reconnues nécessaires. La guérison est restée incomplète, la deuxième opération, *annoncée à l'avance comme indispensable*, n'ayant pas été faite.

II.

DU TRAITEMENT DES FISTULES DE LA CORNÉE, PAR L'OPÉRATION DE LA PUPILLE ARTIFICIELLE.

On sait que les fistules de la cornée ont, d'ordinaire, pour cause, la perforation de cette membrane, à la suite d'une suppuration étendue : l'iris s'engageant souvent, *en partie seulement*, dans la perforation, gêne la cicatrisation, plutôt qu'il ne la favorise. La plaie demeure incessamment baignée par l'humeur aqueuse qui, se reproduisant d'une manière continue, trouve dans l'ouverture fistuleuse une issue toute naturelle. Si, quelquefois, une petite bride cicatricielle tente de s'organiser sur place, la pression intra-oculaire qui succède à la reproduction de l'humeur aqueuse, ne manque pas de rompre cette frêle barrière. C'est ainsi que se perpétue indéfiniment la fistule. En outre, il n'est pas rare de trouver le pourtour de l'iris adhérent à la cicatrice dans une telle étendue, que la pupille est entièrement cachée et que la vue devient assez mauvaise pour empêcher les malades de se diriger seuls.

M. de Wecker a publié, en 1866, dans les *Annales d'oculistique*, un travail intéressant, sur le traitement des fistules de la cornée, d'où je tire les deux citations suivantes : « Le » moyen qui paraît avoir le mieux réussi consiste à introduire » un petit crayon de nitrate d'argent dans la fistule pour y » pratiquer une cautérisation énergique. De l'aveu de tous les » chirurgiens, cette manœuvre *n'est pas infaillible*, et il est des

» cas où la cautérisation, exécutée avec tout le soin possible, » est restée sans effet. » Plus loin, il ajoute : « Quelques pra- » ticiens ont recommandé contre les fistules cornéennes l'opé- » ration à la mode, l'iridectomie ; d'autres, *et cela avec plus de » succès*, l'enclavement chirurgical de l'iris dans le trajet fistu- » leux, etc., etc. » Après avoir constaté en ces termes non équivoques le peu de succès de l'iridectomie, M. de Wecker conseille la dilacération, faite avec prudence, des parois de la fistule, dans le but de détruire ainsi les lambeaux de la membrane de Descemet qui, d'après lui, accolés à ces parois, sont la véritable cause de la persistance du mal.

Mes observations personnelles, peu nombreuses il est vrai, (on ne rencontre pas très-souvent cette affection, même sur de très-nombreux malades), me font considérer l'opération de la pupille artificielle, un peu mise de côté par cet auteur, comme un moyen souvent couronné du double succès, de l'oblitération de la fistule et du rétablissement de la vue.

Voici l'histoire succincte de trois cas qui se sont présentés à mon observation : Mon premier malade est le nommé Tarride, âgé de 17 ans, né à Rouède (Haute-Garonne), qui revint d'Egypte, il y a deux ans, avec une conjonctivite granuleuse ayant amené, au début, par suppuration, la perte complète de la cornée de l'œil droit, et la perforation de la cornée gauche avec des adhérences si étendues de l'iris que ce jeune homme ne pouvait se conduire (1). Il portait, en outre, une fistule très-près du centre de la cornée. Je soignai d'abord les granulations pendant une vingtaine de jours, puis je me décidai à pratiquer une pupille artificielle ; la chambre antérieure était tellement vide d'humeur aqueuse, et l'œil si mou, que j'eus grand peine à traverser l'œil avec le couteau, buttant tantôt à l'iris et tantôt à la cornée ; cependant, l'opération fut menée à bonne fin. Vingt-quatre heures après, je

(1) J'ai vu là, entre parenthèses, l'ophthalmie dite d'Egypte, prise à sa vraie source, et il m'a été donné d'apprécier avec quel terrible ennemi ont tous les jours à lutter les praticiens de ce pays, heureusement assez éloigné de nous.

fus assez surpris de trouver la fistule fermée et la chambre antérieure en partie rétablie. Le temps ne fit que consolider la guérison, la vue devint fort bonne et le malade revint me voir, deux mois après, dans le meilleur état. Il était resté deux ans à peu près aveugle. Depuis, il m'a plusieurs fois, par reconnaissance, envoyé des malades.

Mon deuxième sujet est une femme, âgée de 50 ans environ, de Toulouse, ayant aussi entièrement perdu l'œil droit, à la suite d'une ophthalmie purulente, et ne pouvant se diriger seule de l'œil gauche, par suite d'un ensemble de lésions identique à celui que présentait le jeune homme dont je viens de parler.

J'ai pratiqué aussi, sur cette femme, avec beaucoup de difficulté, mais sans aucun accident, une pupille artificielle, il y a environ un mois, en présence de plusieurs confrères ou élèves en médecine; et, le lendemain, je constatais avec plaisir l'oblitération de la fistule, datant de quatre mois environ. Quarante-huit heures après, le rétablissement de la vue existait avec un degré de netteté tel, que la malade reconnaissait rapidement tous les objets, grands et petits, qu'on lui présentait. La guérison se maintient, et la vue gagne encore en acuité (1).

Une troisième fois, j'ai attaqué, par le même procédé, une fistule datant de plusieurs années, survenue à la suite d'une ulcération perforante de la cornée. Mais l'opération n'a pas eu le même succès. L'iridectomie, jointe à la compression, n'a fermé le trajet fistuleux que pour quelques jours. J'ai alors tenté la dilacération des parois de la fistule d'après les conseils donnés par M. de Wecker, dans l'article précité, mais je n'ai pas mieux réussi.

J'ai attribué cet insuccès à l'ancienneté de la fistule, et, en même temps, à l'état constitutionnel, exceptionnellement

(1) Depuis que ce travail a été lu à la Société de médecine de Toulouse, j'ai opéré une autre malade, dans les mauvaises conditions des deux cas précédents, etavec un succès complet, qu'ont pu constater tous les élèves qui veulent bien assister à ma clinique; mais, dans ce cas, l'opération a été suivie de l'application prolongée d'un bandage compressif.

mauvais du sujet, qui portait des traces, aussi nombreuses que repoussantes, de scrofules. Je trouvai, en opérant, un tel amincissement de la cornée, que je me demandai, tout d'abord, si la nouvelle plaie pourrait elle-même se fermer; elle guérit pourtant, mais la fistule existe encore.

J'ai trop d'estime pour les travaux de mon ancien maître, M. de Wecker, pour ne pas me permettre de citer sans détour des faits qui vont un peu à l'encontre de ses opinions sur un point spécial et relativement secondaire. Les deux premiers que je rapporte viennent fort à l'appui de l'opération de l'iridectomie, qui doit d'être devenue *à la mode*, non à un engouement irréfléchi; mais à ses indications si multipliées et si heureuses, que l'expérience a consacrées pour toujours. Je ne vois pas, d'ailleurs, sauf les difficultés opératoires qu'une grande habitude atténue beaucoup, quel inconvénient on trouverait à tenter cette opération sur des yeux, presque toujours dans de mauvaises conditions pour l'exercice de la vision, par suite des opacités que porte la cornée et des adhérences, si fréquentes, d'une large portion de l'iris à la cicatrice cornéenne, circonstances ne pouvant qu'être heureusement modifiées par l'iridectomie.

D'ailleurs, ces trois moyens : la cautérisation, l'iridectomie et la dilacération des parois de la fistule peuvent être successivement employés ou même combinés ensemble, selon les circonstances. Nous ne sommes pas de ceux qui s'attachent à un système, d'après lequel tous les cas du même genre doivent être guéris, sous peine d'être abandonnés. Il faut savoir multiplier et combiner les ressources pour combattre avec succès des affections de même nature en apparence, mais pouvant varier par certains détails ou par les circonstances qui les entourent.

III.

DEUX CAS DE FISTULE LACRYMALE CONGÉNITALE.

J'ai lu dans le temps, à la Société de Médecine, un Mémoire sur le traitement des affections chroniques des voies lacrymales, par la méthode de cathétérisme due à Bowman, dans lequel je donnais ce traitement, aidé de quelques moyens accessoires, comme un grand progrès sur les procédés antérieurs. Parmi quelques cas fort rebelles que j'ai rencontré depuis, j'ai tenu à citer les deux suivants, pour montrer qu'il ne faut pas aisément désespérer d'obtenir la guérison. Il s'agissait de deux sujets : une femme âgée de 38 ans et un jeune homme de 17 ans, portant tous deux depuis la naissance, ou tout au moins la première enfance, une fistule lacrymale tellement étroite, qu'une gouttelette transparente, une petite larme, pouvait à peine s'échapper par l'ouverture, soit spontanément, soit quand on pressait sur le sac avec le bout du doigt. C'est de cette variété que Desmarres disait, dans son Traité, en 1858 : « La fistule capillaire ne doit pas être opérée ; j'ai cru » devoir refuser souvent, en pareil cas, une opération que les » malades me demandaient, parce qu'il aurait pu arriver » qu'ils eussent été dans de moins bonnes conditions après » l'opération. » Il faut convenir que cette assertion, venant d'un praticien aussi expérimenté, n'a rien d'encourageant. D'un autre côté, Dupuytren a affirmé que la fistule lacrymale congénitale coïncide, le plus souvent, avec une imperforation du canal nasal, et offre la forme capillaire. Notre collègue,

M. Laforgue, se souviendra sans doute de m'avoir montré, dans la même famille, deux petits enfants, non jumeaux, atteints de cette forme toute particulière de fistule, dont l'orifice était d'une extrême étroitesse.

C'est avec ces données, peu engageantes, que je commençai, dans le premier cas, la cure d'une fistule datant, au dire de la malade, de trente-six ans au moins, puisqu'on en avait constaté l'existence chez elle dès l'âge de deux ans. Après de sérieuses difficultés, je parvins à passer un stylet de Bowman du numéro 2 dans tout le trajet des voies lacrymales ; le canal nasal existait donc, quoique fort étroit. Je me flattais, comme c'est la règle, de voir la fistule se fermer quand le cours des larmes serait rétabli assez largement. Au bout de trois mois, le stylet portant le numéro 5 passait bien, et la fistule restait ouverte ; il semblait que la maladie fut incurable, et on y aurait autrefois renoncé. Je dilatai assez fortement l'ouverture fistuleuse et j'y plongeai profondément un crayon effilé de nitrate d'argent pur. Je répétai cinq à six jours de suite cette manœuvre, continuant de maintenir le cours des larmes par l'application journalière de la sonde. Il survint bientôt un abcès très-douloureux. Quand l'inflammation fut considérable, je cessai les cautérisations et livrai la chose à elle-même : au bout de cinq à six jours, la fistule était fermée. La guérison de la fistule et du larmoiement se maintient depuis plus d'un an, et le canal nasal ne paraît pas avoir la moindre tendance à un nouveau rétrécissement.

Chez mon second malade, atteint aussi d'une fistule capillaire datant de la première enfance, ou même de la naissance, le même moyen, la cautérisation du trajet fistuleux, jointe au sondage fait pendant six mois, n'amena d'autre succès que la disparition d'un larmoiement abondant. Je fendis alors largement la fistule, voulant traiter à découvert un mal si rebelle, et je pus ainsi cautériser avec bien plus d'énergie : au bout de quelques jours j'obtins aussi, à la suite d'un abcès, la cicatrisation de la fistule, mais la guérison est restée incomplète dans ce cas. Si l'on presse fortement dans la région du sac, on voit l'orifice du trajet fistuleux devenir un peu humide ; je me propose de faire une cautérisation à l'aide du chlorure de zinc, et j'arriverai à fermer ce trajet fistuleux, d'où le liquide sort maintenant très-difficilement (1). Le malade n'a plus le moindre larmoiement, ayant appris à sonder lui-même ses voies lacrymales ; il passe aisément le numéro 6 de Bowman.

Il reste donc prouvé que le cathétérisme par la méthode de Bowman, avec une petite modification, peut guérir pour toujours des cas si rebelles qu'on refusait autrefois de les entreprendre. Aussi cette méthode me semble encore aujourd'hui répondre aux indications les plus fréquentes ; sans que je veuille en rien diminuer le mérite des autres moyens de traitement actuellement employés, entr'autres l'incision interne des rétrécissements par le procédé de Stilling, si bien indiqué pour les malades du dehors, qui ne peuvent se soumettre à un sondage journalier et longtemps prolongé.

Ces deux faits ont aussi une certaine importance en ce qu'ils contredisent l'assertion de Dupuytren sur l'imperforation fréquente du canal nasal dans les fistules lacrymales congénitales. L'explication donnée par ce grand chirurgien semblait toute naturelle : les larmes, ne trouvant pas d'issue vers les fosses nasales, avaient dû se frayer un chemin que la nature prévoyante avait ensuite conservé. Il n'est donc pas exact de supposer, *à priori*, l'imperforation du canal nasal, ce qui devrait faire repousser toute tentative pour rétablir le cours des larmes ; on aura, au contraire, de grandes chances de rendre au canal nasal une dimension très-suffisante pour l'accomplissement de son importante fonction.

(1) Depuis que ce mémoire a été livré à l'impression, dans la *Revue médicale* de Toulouse, le malade en question est parfaitement guéri de sa fistule par le moyen indiqué plus haut, et ce fait est par conséquent aussi probant que le précédent.

IV.

CINQ CALCULS RENFERMÉS DANS LE CONDUIT LACRYMAL SUPÉRIEUR, SIMULANT UNE TUMEUR DE MAUVAISE NATURE.

Une femme âgée de 72 ans, demeurant à Toulouse, se présenta à ma clinique dans le mois de février 1872, portant une tumeur à peu près du volume d'une noix, située à la partie interne et supérieure de la paupière et de l'orbite du côté droit. Dans sa portion la plus gonflée, la paupière était renversée en dehors, et il existait dans cette région de petites fongosités saignantes, en tous points semblables aux bourgeons charnus des plaies. Le point lacrymal supérieur était un peu plus ouvert qu'à l'ordinaire, et en pressant dans la région du conduit lacrymal, il donnait issue à un peu de suppuration. L'aspect de cette tumeur faisait venir immédiatement à l'esprit l'idée d'une tumeur de mauvaise nature envahissant peu à peu l'orbite; le début du mal datait de plus d'une année, au dire de la malade.

La région du sac lacrymal paraissait saine; il n'y avait pas de ce côté, le moindre gonflement. Voulant me rendre bien compte de ce qui pouvait exister dans le conduit d'où sortait la suppuration, j'agrandis le point lacrymal d'un coup de ciseaux et j'introduisis un stylet. Je sentis un corps dûr assez près de l'entrée et songeai aussitôt à quelque corps étranger. Une pince à curettes engagée plusieurs fois, ramena successivement quatre calculs, chacun plus gros qu'une lentille, qui se laissaient écraser si on les pressait très-fortement entre les doigts. Le lendemain, j'en retirai un cinquième qui était tellement engagé au fond du conduit que je n'avais pu le retirer à la premiére séance. J'essayai alors de descendre dans le sac, mais je ne pus y parvenir, l'inflammation prolongée ayant, sans doute, oblitéré l'orifice du conduit dans le sac lacrymal; la sonde ne donnait plus, d'ailleurs, la sensation de la résistance particulière, éprouvée le premier jour.

La tumeur volumineuse qui existait a disparu dans l'espace de trois à quatre semaines environ; je n'ai fait suivre l'extraction de ces calculs d'aucun autre traitement. Au bout de trois mois, j'ai perdu de vue la malade, quoiqu'elle m'eut bien promis de revenir de temps en temps pour faire sonder cette carrière d'un nouveau genre.

Je ne présente pas un fait nouveau; il est pourtant d'une assez grande rareté, et c'est à ce titre que je l'ai consigné ici. Desmarres un des premiers, de Graefe, Bowman, Critchett en ont cité des exemples qu'ils ont eux-mêmes observés. Deval, de Wecker, Fano, Galezowski, Mackenzie, Sœlberg-Wells signalent tous dans leurs ouvrages des observations de ce genre; mais la plupart reproduisent en grande partie les faits observés par les auteurs précédemment cités, ce qui pourrait faire penser qu'ils n'avaient pas eux-mêmes rencontré dans leur pratique cette affection singulière.

V.

RÉFLEXIONS SUR L'EXTRACTION LINÉAIRE DE LA CATARACTE, AVEC OU SANS IRIDECTOMIE (1).

L'UNION MÉDICALE a publié dans ces derniers temps des lettres et mémoires, à propos des diverses méthodes opératoires de la cataracte. L'importance du sujet et l'absence complète de parti pris de ma part, m'ont engagé à vous adresser les réflexions suivantes, que je vous prie de publier, si vous les croyez de quelque intérêt.

Il semble que la controverse ne doive jamais cesser sur certaines questions, même quand le sujet est devenu, par les progrès accomplis, d'une clarté saisissante. Cette proposition me semble de tous points s'appliquer à cette question : *Quelle est la meilleure des méthodes actuellement connues pour l'opération de la cataracte?*

L'extraction à lambeau est encore soutenue par quelques opérateurs, dont le nombre diminue peu à peu, malgré d'ardents efforts. Le procédé de Graefe se vulgarisait de plus en plus et semblait devoir être adopté par la majorité, lorsque est survenue la nouvelle méthode d'extraction linéaire sans iridectomie, qui remet tout en question, parce qu'elle est soutenue par des hommes de valeur, et surtout parce qu'elle simplifie le manuel opératoire ; ce qui serait un grand

(1) Extrait d'une lettre adressée à M. le Rédacteur en chef de l'*Union médicale* de Paris, et publiée dans ce Journal (n° du 18 mai 1873).

mérite, si en réalité l'extraction de la cataracte pouvait, par ce fait, tomber de plus en plus dans le domaine de la chirurgie ordinaire; mais ce qui serait un grand malheur, si cette simplicité apparente n'avait d'autre résultat que de masquer l'insuffisance de l'opérateur au détriment du malade. N'est-ce pas un motif semblable qui a longtemps fait conserver dans la pratique cette vieille méthode de l'abaissement, à peu près oubliée aujourd'hui par la jeune génération des chirurgiens et des occulistes? C'est à l'expérience à juger.

Je dois dire, avant d'aller plus loin, que j'ai vu, dans le temps, faire un assez grand nombre d'extractions à lambeau, et que la méthode française m'a paru justifier dans diverses mains l'épithète de *périlleuse dans l'exécution*, que donnait dernièrement M. Fano à la méthode linéaire avec iridectomie; aussi ai-je bientôt adopté la méthode de Graefe, et après 122 opérations, je puis dire que jamais je ne retournerai à la méthode à grand lambeau, par le simple motif que, entièrement désintéressé dans la question et ne désirant qu'une seule chose, le plus de succès possible, je suis bien convaincu que le procédé de Graefe lui est supérieur. Reste donc pour moi la comparaison à faire entre l'extraction linéaire avec iridectomie, c'est-à-dire par une plaie périphérique de la cornée, et l'extraction linéaire simple telle qu'on l'entend aujourd'hui, et sur laquelle M. Notta vient de publier un mémoire important, c'est-à-dire l'extraction par une plaie sensiblement pareille dans sa forme et dans ses dimensions, située à un ou deux millimètres plus bas sur la cornée, l'iris ayant alors des chances de ne pas s'engager vu la position de la plaie.

Toute opération ayant pour but d'enlever le cristallin, qu'on incise ou non l'iris, peut avoir comme résultats fâcheux : 1° un certain degré de *contusionnement* des parties que touche nécessairement sur son passage le corps à extraire; 2° la *rétention d'une certaine portion de la substance du cristallin,* qui amènera par la suite pour son voisinage les inconvénients d'un corps étranger.

Cela posé, il est évident qu'*à priori* l'extraction linéaire avec iridectomie se rapproche du but à atteindre plus que la même opération sans excision de la portion de l'iris qui avoisine la plaie ; car dans la première on enlève un obstacle matériel à la sortie du cristallin ; et, en second lieu, la position élevée de la plaie la mettant parfaitement en regard du bord tranchant du cristallin, celui-ci s'engagera tout naturellement dans l'incision et sortira bien entier; tandis que dans la nouvelle méthode, le cristallin est obligé, pour s'engager, de faire un mouvement de rotation sur son axe, assez considérable pour qu'il vienne se heurter à tout ce qui l'environne; et amener ainsi du contusionnement, aggravé peut-être de la rétention d'une partie des masses corticales; cela, peut-être, à l'insu de l'opérateur, l'étroitesse de la pupille ne lui permettant pas d'observer les parties cachées sous l'iris. De même si, dans les deux cas, il est resté des masses corticales apparentes dans le champ pupillaire, la situation de la plaie, placée à la périphérie de la chambre antérieure, rendra plus fructueuses les petites frictions bien connues, à l'aide desquelles on les conduit doucement au dehors.

Pour ces motifs, que je crois fondés sur des principes bien établis, j'avais jusqu'à présent reculé dans l'expérimentation de l'extraction linéaire *simple* préconisée *de nouveau* par un certain nombre de praticiens distingués, lorsque le hasard m'a amené coup sur coup trois cas de cataracte de Morgagni (noyau dur nageant dans un liquide abondant), forme assez rare dans la pratique. L'occasion me parut excellente pour pratiquer l'extraction par une plaie étroite sans iridectomie ; le noyau, étant relativement petit, ne devait pouvoir produire un contusionnement sérieux, et les masses corticales liquides, devaient s'échapper en entier aussitôt après l'incision de la capsule.

Sans entrer dans le détail de ces trois opérations qui ont eu lieu sans incident notable, je dirai que l'exécution a bien confirmé mes prévisions, quant à la facilité de sortie du cristallin. J'ai, en outre, montré à plusieurs assistants que je laissais, après l'opération, l'iris parfaitement rentré à sa place et la pupille bien régulière.

Voici maintenant les résultats : dans les trois cas, pupille entièrement noire, vue très-bonne (1); réunion immédiate de la plaie dans deux cas, écartement des lèvres de la plaie dans le troisième et engagement de la membrane hyaloïde avec un peu de corps vitré. Quant à la position de l'iris, il est libre dans un cas; dans un second, il existe une légère synéchie antérieure au niveau du centre de la cicatrice; mais dans le cas où la plaie n'est pas réunie immédiatement, l'iris est largement enclavé dans la plaie, de chaque côté de la petite hernie du corps vitré. La réaction inflammatoire a été absolument nulle dans le cas de synéchie antérieure très-modérée; il y a eu une iritis légère dans celui où l'iris est resté libre; et, dans le troisième cas, la plaie s'est réunie dans l'espace de douze jours avec un degré insignifiant d'inflammation.

Si, de ces faits, je tire quelques déductions, je trouve que l'extraction linéaire simple, *telle qu'on l'entend maintenant*, s'adapte fort bien à l'opération des cataractes à petit noyau avec masses corticales liquides, quoique l'iridectomie facilite, même dans cette forme de cataracte, l'engagement du cristallin (cela est évident pour moi). Mais je ne puis m'empêcher de constater la facilité avec laquelle l'iris s'enclave plus ou moins à la suite de cette nouvelle opération, même quand on a laissé le malade dans les meilleures conditions apparentes. J'ajouterai que l'iris aurait dû ici s'engager plus difficilement qu'il ne peut le faire d'ordinaire, car j'avais arrêté mon incision de chaque côté dans la cornée, prévoyant que la petitesse du noyau me dispensait d'empiéter sur la sclérotique.

Et maintenant, l'enclavement de l'iris dans la plaie, *à perpétuité*, est-il un inconvénient de mince valeur, comme

(1) Voir la note placée au bas de la page 36 de cette brochure.

semble le dire M. Notta dans son intéressant mémoire? Graefe ne pensait pas ainsi; il a bien indiqué avec quel soin, dans sa méthode, l'iris doit être excisé. Pour moi, sur 122 extractions par son procédé, *tel que l'expérience l'a aujourd'hui réglé et légèrement modifié*, je n'ai eu encore à déplorer *qu'un seul cas de phlegmon de l'œil*; et il est survenu *un an* après l'opération, par suite de la suppuration subite de tout le trajet de la cicatrice, ayant pour point de départ un très-petit enclavement de l'iris dans un des coins de la plaie. Aussi, cet accident m'a-t-il laissé dans une certaine défiance du nouveau procédé, confirmée par les observations de M. Notta, et qui vient s'ajouter aux motifs de défiance conformes aux principes que j'indiquais plus haut, comme base de tout procédé d'extraction. Il est évident, par le fait malheureux que je viens de citer, que l'enclavement de l'iris est possible dans le procédé de Graefe; mais c'était seulement ma quatorzième opération, et il faut bien admettre que l'excision de l'iris, bien faite par un opérateur exercé, d'un bout à l'autre de la plaie, ne permet plus aucun prolapsus de l'iris; et si, même par un accident dû à l'imprudence du malade, la cicatrice se trouve en partie rompue, comme je l'ai vu chez plusieurs de mes opérés, il se fait une petite hémorrhagie, une légère inflammation, et tout rentre dans l'ordre. Les deux observations que M. Notta donne comme des enclavements d'origine traumatique n'en doivent donc pas moins, pour les motifs que j'indique, rester au compte de la méthode qu'il préconise.

On nous vante fort les avantages de la conservation d'une pupille régulière. Oui, quand il n'y a à la suite de l'opération aucune trace d'iritis, il peut valoir mieux une pupille ronde et étroite; mais quand un iritis un peu intense (qu'il faut toujours prévoir quelque procédé qu'on emploie), a amené des adhérences et des fausses membranes dans la pupille, ou qu'il y a tendance à une opacité secondaire, on est quelquefois très-satisfait d'avoir agrandi le champ pupillaire. Une de mes malades, qui a eu une iritis grave, lit aujourd'hui facilement de fins caractères, par un point resté libre de la pupille artificielle; il eût au moins fallu, par l'autre méthode, une seconde opération qui n'est pas toujours acceptée des malades.

Des opérations, aujourd'hui sans nombre, ont d'ailleurs bien prouvé que la déformation de la pupile, cachée en partie par la paupière supérieure, permet au malade un exercice très-convenable de la vision. Nier cela, serait nier, de parti pris, la vérité. Un de mes opérés, âgé de 79 ans, M. Moranchon, opéré depuis plus d'un an, bien connu à Toulouse, lit facilement le n° 1 de l'échelle de Giraud-Teulon, quoique sa pupille n'ait ni sa régularité parfaite ni son étroitesse naturelle.

Ainsi, le fait de couper ou de laisser intact l'iris n'est pas le point capital; ce qui est plus important, c'est de voir par des faits très-nombreux si la réaction inflammatoire qui suit l'une ou l'autre de ces deux manières d'agir est plus ou moins forte immédiatement; *et surtout laquelle des deux méthodes laisse le mieux, pour l'avenir, les malades hors d'atteinte de nouveaux accidents.* L'enclavement de l'iris observé fréquemment serait pour moi un motif très-important de donner la préférence à la pratique habituelle de l'iridectomie. Quant à la réaction immédiate après l'opération, elle ne m'a pas paru plus forte dans l'une que dans l'autre méthode.

Il faut donc appeler une expérimentation aussi grande que possible et la publication de faits très-nombreux, pour juger définitivement cette question importante. Tel est le but des réflexions qui précèdent.

Le mémoire de M. Notta vient apporter un témoignage désintéressé de plus contre l'ancienne extraction à lambeau, qu'il a longtemps pratiquée; c'est en terminant, ce que je crois devoir retenir au débat.

RELEVÉ STATISTIQUE

DE 114 EXTRACTIONS DE CATARACTE, PRATIQUÉES D'APRÈS LA MÉTHODE DE DE GRAEFE.

Comme conséquence naturelle des conclusions de la note précédente, je crois devoir publier un relevé statistique de toutes les opérations de cataracte que j'ai eu l'occasion de pratiquer jusqu'à aujourd'hui, d'après la méthode de Graefe, c'est-à-dire par extraction linéaire avec iridectomie.

Une statistique si nombreuse qu'elle soit, pour qu'existent toutes garanties de loyauté et d'exactitude, doit comprendre : 1° Les noms et le domicile de tous les opérés ; 2° Les conditions particulières de chaque insuccès. J'appelle *insuccès* la cécité après l'opération, d'un œil reconnu sain à l'avance; 3° Le degré approchant d'acuité de la vue de l'œil opéré ; je dis approchant parce que, surtout dans nos pays peu avancés, nous opérons très-souvent des paysans qui ne savent ni lire ni écrire ; en sorte qu'il devient très-difficile de donner l'acuité de la vue à un degré, scientifiquement précis. J'ai admis comme *succès* tous les cas où j'ai obtenu que les malades voient assez pour vaquer à leurs occupations ordinaires. J'ai compté comme *demi-succès* ceux dans lesquels la vue était suffisante pour que l'opéré puisse se diriger seul sans difficulté marquée ; mais assez faible pour ne permettre qu'un travail grossier; 4° Il est nécessaire pour porter un jugement exact, que les opérations aient été faites depuis un certain temps ; j'ai noté deux insuccès survenus l'un *un an*, l'autre *six mois* après l'opération. Ainsi il faudrait peut-être compter

2 ou 3 pour 100 d'insuccès possibles de plus, pour les opérations datant de moins d'une année.

Ces indications posées et ces dernières réserves faites, j'aborde le détail de mes opérations.

Depuis que j'ai mis en pratique l'extraction linéaire avec iridectomie, à l'exclusion de toute autre méthode, j'ai eu l'occasion de faire cette opération 122 fois, sur 101 malades, en y comprenant tous les cas bons ou mauvais qui se sont présentés à moi (1). Sur ce nombre j'ai opéré 8 fois dans de mauvaises conditions, bien reconnues à l'avance, et j'ai cru devoir retirer ces cas de la statistique, parce qu'ils ne peuvent en rien prouver le mérite ou l'infériorité d'une méthode opératoire quelconque. J'en donne le détail avant d'aller plus loin, afin qu'on puisse apprécier que cette manière d'agir est bien justifiée.

1. Biste (Jean), de Gaillac-Toulza, Haute-Garonne, âgé de 18 ans, *aveugle-né*. Cataracte double; nystagmus des plus prononcés; perception lumineuse médiocre (2); opération régulière, pupille bien pure, guérison très-rapide; vue mauvaise; l'ophthalmoscope fait voir une atrophie généralisée de la choroïde. Le succès au point

(1) J'avais antérieurement, fait un petit nombre d'extractions par d'autres procédés, qui ne pouvait trouver place dans ce travail, destiné à donner exclusivement les résultats de l'extraction linéaire avec iridectomie.

(2) On sait qu'avant d'opérer un malade atteint de cataracte il est indispensable pour formuler une opinion exacte sur le degré de vue qu'il peut recouvrer, d'examiner avec soin quelle identité de lumière la rétine perçoit encore à travers le cristallin opaque. Tout œil cataracté qui perçoit bien la lumière d'une lampe placée à quelques mètres de distance et qui la suit facilement dans toutes les directions qu'on lui donne, peut être considéré comme étant dans des conditions favorables pour le rétablissement à peu près intégral de la vue après une bonne opération. Au contraire il est inutile d'opérer, quand la perception de la lumière est nulle; mais il y a des conditions intermédiaires (assez rares cependant) qui laissent dans un certain doute pour l'avenir. On devrait refuser alors d'opérer pour ne pas risquer de discréditer la méthode, ou l'opérateur; mais, surtout pour des malades pauvres, un sentiment d'humanité de la part du médecin, et le désir ardent de certains malades, de tenter jusqu'à la dernière chance, contraignent quelquefois de faire fléchir la rigueur qu'on s'impose de n'opérer que dans des cas où les chances de succès sont nombreuses.

de vue optique était donc impossible : aussi ne pris-je pas la peine de tenter l'opération de l'autre œil.

2. Ribes (Jeanne), de Carbonne, (Haute-Garonne), âgée de 26 ans, syphilis confirmée. Cataracte double ; œil droit non opérable, vu l'absence complète de perception lumineuse. Œil gauche opéré, malgré une perception lumineuse faible. Pas d'accidents après l'opération. Nulle amélioration de la vue, malgré la pureté parfaite de la pupille.

3. Lioret, de Toulouse, âgé de 28 ans. Cataracte double compliquée d'irido-choroïdite chronique. Œil gauche perdu, par atrésie pupillaire. Œil droit opéré, perception lumineuse indiquant un champ visuel restreint, amélioration insignifiante de la vue, malgré l'absence de tout accident.

4. X... vieillard de 72 ans, de Saint-Julien près Carbonne, (Haute-Garonne) Cataracte double ; œil gauche entièrement perdu, tension glaucomateuse du globe. Œil droit opéré, faible perception lumineuse, forte tension oculaire ; pas d'accidents, vue mauvaise.

5. Morère (Marguerite), de Muret, âgée de 50 ans ; cataracte double, œil gauche absolument mauvais, irido-choroïdite avec atrésie pupillaire. Œil droit opéré, à cause d'un reste de perception lumineuse ; issue du corps vitré entièrement liquéfié pendant l'opération. La vue est assez bonne pendant quelques jours ; mais peu à peu, iritis et perte de la vue. Il est bien évident que le succès n'était possible par aucun procédé ; par suite de lésions déjà avancées. De même pour le cas suivant.

6. Mme Breil, d'Aubin, (Aveyron), âgé de 48 ans. Œil droit, opacité du corps vitré ne permettant même pas la lecture d'un titre de journal. Œil gauche, cataracte complète. Malgré la probabilité d'un état du fond de l'œil semblable à celui de l'œil droit, l'opération est faite sur le désir de la malade, la perception lumineuse étant convenable ; après l'opération la vue fut assez bonne ; mais après une semaine, une iritis de plus en plus intance se déclara avec de petites hémorrhagies dans la chambre antérieure et trois mois après, l'œil était perdu par suite d'un décollement rétinien.

Ces divers faits ne sont évidemment pas justiciables de la méthode employée ; mais bien de circonstances indépendantes de l'opération ; cela me paraît de toute évidence puisque l'œil opéré était atteint à part la cataracte, d'une complication grave qui avait déjà fait perdre l'autre œil plus ou moins complétement. Enfin j'ai retiré de cette statistique deux opérations suivies d'insuccès dans les circonstances suivantes :

7. 8. J'opérai des deux yeux, une dame des environs de Luchon âgée de 60 ans, atteinte depuis son enfance d'attaques d'épilepsie fréquentes et terribles. J'eus le bonheur de ne pas voir les suites de l'opération entravées par une attaque nerveuse et ma malade partit de Toulouse le 15e jour, pouvant lire des deux yeux les caractères d'un journal. Quelques mois après, je demandai de ses nouvelles et j'appris, qu'à la suite d'une attaque des plus violentes, la vue des deux yeux avait été subitement abolie, en même temps que l'ouïe s'était aussi complétement perdue.

J'ai crû devoir supprimer ces deux opérations déjà inscrites au nombre des succès ; mais il eut été injuste de les ajouter au chiffre des insuccès, puisque c'est une affection entièrement étrangère à l'opération et à ses suites ordinaires qui a amené une issue fatale.

Ces huit mauvais cas enlevés, il me reste 114 opérations, faites sur 94 malades, dont les yeux étaient sains et offraient avant l'opération une bonne perception lumineuse.

Sur ces 94 malades, j'ai pratiqué 74 fois l'opération sur un seul œil et j'ai obtenu 66 fois un succès complet, les malades ayant recouvré une très-bonne vue, beaucoup pouvant lire une écriture fine.

Voici les noms de ces malades :

1. Vincent (François), 71 ans, de Péchaudié (Tarn).
2. Lécussan (Jacques), 56 ans, de Fustignac (Hte-Garonne.)
3. Pradines (Jeanne), 71 ans, opérée à Montauban (Tarn-et-Gar.)
4. Cartan (Suzanne), 17 ans, au Castéra (Haute-Garonne).
5. Une femme de 55 ans, opérée à l'Hôtel-Dieu de Toulouse.
6. Cahuzac (Jean), 72 ans, de Labastide-Paumès (Hte-Garonne).
7. Aurouze (Jules), ex-employé de l'octroi, de Toulouse.

8. Lugan (Pierre), 58 ans, de Montauban (Tarn-et-Garonne).
9. Larrouil (Pascal), 56 ans, rue de la Colombette, 6, à Toulouse.
10. Azman, 51 ans, boucher, rue des Tourneurs, à Toulouse.
11. Cazaux (Marie), 64 ans, de Portet-St-Simon (Hte-Garonne).
12. Dore, 32 ans, officier de santé au Lherm (Haute-Garonne).
13. Gasc (Paul, 69 ans, de Nogaret, canton de Revel (Haute-Garonne), mort depuis.
14. Busquet, 65 ans, ex-curé, de Beaumont-de-Lomagne.
15. Beaufils (Jean), 72 ans, quai de Tounis, à Toulouse.
16. Dinnat (Marthe), 72 ans, de Martres (Haute-Garonne).
17. Modin, 53 ans, place Lafayette, 15, à Toulouse.
18. Miégeville, 79 ans, de Verdun-sur-Garonne (Tarn-et-Garonne).
19. Me la baronne Hulot, 53 ans, de Toulouse.
20. Bonafous, 63 ans, rue Riguepels, 14, à Toulouse.
21. Mme Davaud, 58 ans, rue Tournefeuille, 11, à Toulouse.
22. Marty (Jean), 70 ans, de Montech (Tarn-et-Garonne).
23. Périssé (Arnaud), 58 ans, de Labastidette (Haute-Garonne).
24. Pescay (Pierre), 60 ans, à la Rivière de Verdun (Tarn-et-G.).
25. Doumergues (Jean), 56 ans, d'Aubin, (Aveyron).
26. Gélibert (Catherine), 53 ans, chemin de la Pujade, à Toulouse.
27. Bastard (Marguerite), 32 ans, à la Croix-Falgarde, canton de Castanet (Haute-Garonne).
28. Dieuzeide (Catherine), 74 ans, faubourg Bonhoure, Toulouse.
29. Mme Marqués, 46 ans, faubourg Bonnefoy, 41, Toulouse.
30. Raffel (Anne), 74 ans, de Técou, canton de Cadelen (Tarn).
31. Moranchon, ancien censeur du Lycée, 80 ans, rue Pargaminières, 21, à Toulouse.
32. Dubedat (Raymond), 73 ans, ancien boulanger, à Moissac (Tarn-et Garonne).
33. Philiquié (Etienne), 54 ans, à Aubin (Aveyron).
34. Lacombe (Guillaume), 67 ans, éclusier à Agen (Lot-et-G.).
35. Ve Chabbal, 60 ans, de Lavaur (Tarn).
36. Douziech (Antoine), 69 ans, à Aubin (Aveyron).
37. Gaïssot (Paul), 65 ans, de Mauvaisin (Haute-Garonne).
38. Veuve Dinnat, 60 ans, rue Maletache, 11, à Toulouse.
39. Vidal (Jean-Pierre), 60 ans, fermier à Prataillé, près Mazamet, (Tarn).
40. Bourdet, 54 ans, à Lamasquère, près Muret (Haute-Garonne).
41. Pécharment, 68 ans, maréchal-ferrant, à Castelsarrazin.
42. Massot, 76 ans, de Villefranche-de-Lauragais (Haute-G.).
43. Depourtau (Gaudensse), 18 ans, de Saint-Ignan (Haute-Gar.).

44. Boudet (Philippe), 36 ans, de Firmy (Aveyron).
45. Une vieille fille servante d'un curé, près de Saint-Girons (Ariége).
46. Mme De Vendomois (Alexandre), 55 ans, à Tournefeuille (Haute-Garonne).
47. Ader (Louise), 56 ans, rue de la Colombette, 50, à Toulouse.
48. Boutet (Pierre), 65 ans, de Grisolles (Haute-Garonne).
49. Gomis (Antoine), 60 ans, espagnol, établi à Saint-Gaudens. (Haute-Garonne).
50. La sœur de Lacombe (Guillaume), cité plus haut, 58 ans, d'Agen, (Lot-et-Garonne).
51. X... ouvrier, 46 ans, cataracte traumatique, à Toulouse.
52. Dupin (André), 39 ans, tailleur de pierre, de Condom (Gers).
53. Balagué, 66 ans, rue Royale 47, à Toulouse.
54. Barus, 69 ans, grand'rue Saint-Michel, à Toulouse.
55. Veuve Lagrange, 60 ans, rue Royale, 13, à Toulouse.
56. Abadie, 67 ans, rue des Filatiers, 31, à Toulouse.
57. Figarolles (André), 63 ans, à Saint-Michel, par Carbonne (Haute-Garonne).
58. X... 45 ans, près de Montréjeau, client du docteur Bordère, cataracte diabétique.
59. X... 68 ans, métayer de M. Marquez bijoutier, à Toulouse.
60. Mme Massé, 65 ans, de Vergnolles (Ariége).
61. Villemur, 79 ans, jardinier, quartier de Caussade-Minimes, à Toulouse.
62. Messac, 69 ans, rue Palaprat, 36, à Toulouse.
63. Marie Revervel, 5 ans, faubourg de Fontaine de l'Etang, à Toulouse.
64. Mme Vignot, 68 ans, de Labarthe-Rivière (Haute-Garonne).
65. Garrigues (Jean), 63 ans, à Beaupuy (Haute-Garonne).
66. Birac (Paul), 53 ans, Côte-Pavée-Montaudran, à Toulouse.

Sur ces 74 malades opérés d'un seul œil, trois n'ont recouvré que la faculté de se diriger seuls et de faire des travaux très grossiers. Ce sont donc 3 *demi-succès.*

67. Soula (Jean), 72 ans, à Erp (Hte-Garonne); fausse membrane après iritis.
68. Un vieillard, de St-Paul, (Tarn), cataracte traumatique déjà compliquée d'iritis, fausse membrane mince dans le champ pupillaire.

69. Une femme de Lardenne (Haute-Garonne), fausse membrane après iritis.

Enfin, jai eu cinq insuccès, dont voici le détail :

70. Marie Fourcade, boulangère à Toulouse, a pu lire *pendant un an*, à la suite de l'opération, le n° 2 de l'échelle de Jaeger, lorsque la suppuration rapide de la cicatrice partie d'un petit enclavement de l'iris dans un coin de la plaie, s'est étendue à l'intérieur du globe et un phlegmon de l'œil a amené l'insuccès.
71. Mlle Couderc, âgée de 77 ans, rue du May, à Toulouse, a été mal opérée par suite de mouvements involontaires, dûs sans doute à un tremblement sénile dont cette malade est atteinte. Il a fallu extraire le cristallin, à l'aide d'une curette. Iritis purulente modérée, perte de la vue sans atrophie du globe.
72. M. Henry de Muges, 84 ans, à Damazan (Lot-et-Garonne); succès immédiat complet de l'opération. Six mois après, se développe une cyclite lente avec écartement (ectasie) de la cicatrice et la vue se perd par une fausse membrane épaisse dans le champ pupillaire sans atrophie du globe. L'âge très-avancé du malade, et un état de débilité très-marqué a dû contribuer ici au mauvais résultat.
73. Marchand (Jean), 77 ans, du Carla de Roquefort (Ariége); opéré convenablement ; mais avec perte abondante du corps vitré peu consistant. Iritis purulente, suivie probablement d'atrophie lente du globe.
74. André Salles, 68 ans, de l'Albarède, près Revel (Haute-Garonne), insuccès du côté droit à la suite d'une perte sssez abondante de corps vitré, aggravée de vomissements après l'opération (1).

(1) J'ai opéré ce malade de l'œil gauche par le nouveau procédé linéaire sans iridectomie ; j'avais obtenu un succès très-convenable, relaté dans la note ci-dessus et constaté avec moi par plusieurs confrères. Ce malade était rentré chez lui avec une bonne vue le 8e jour après l'opération, lorsqu'il s'est plus tard développé une irido-chroroïdite aiguë avec tension très-considérable de l'œil, sans tendance à la suppuration et la vue s'est perdue. Ce genre d'accidents que je n'ai pas encore observé à la suite de l'opération avec iridectomie, m'a encore mis plus en garde contre le nouveau procédé, que je ne suis plus disposé à tenter à l'avenir, qu'après que d'autres l'auront longuement éprouvé.

Il y a donc eu sur ces 74 opérations, 66 succès, 3 demi-succès et 5 insuccès.

Il me reste à noter les résultats des 40 opérations pratiquées sur les 20 malades restant, opérés des deux yeux.

Sur ces 20 malades, 15 ont recouvré des deux yeux une très-bonne vue.

Voici leurs noms :

1. Marie Ferrand, 47 ans, de Monplaisir, près Mazamet (Tarn).
2. Abadie (Jeanne), 67 ans, de Muret (Haute-Garonne).
3. Blazy (Thomas), 70 ans, de Saurat (Ariége).
4. Maury (Marie), 50 ans, de Saurat (Ariége).
5. Moriès, mort depuis, 71 ans, rue de l'Observatoire, 21, à Toulouse.
6. X... de Figeac, 70 ans, ancienne domestique de Mme de Lagarrigue, à Toulouse.
7. Castaing (Antoine), 56 ans, épicier à Muret (Haute-Garonne).
8. Combes (Joseph), 46 ans, à Labrespy, près Mazamet (Tarn).
9. Baudis (Jean), 51 ans, ouvrier aux forges d'Aubin, (Aveyron).
10. Marie Carbonne, 48 ans, de Saurat (Ariége).
11. Raynal, 70 ans, serrurier à Monbazin (Aveyron).
12. Lassave (Pierre), 75 ans, à Laymont (Gers).
13. Bonnet, 68 ans, marchand de faïence à Revel (Haute-G.).
14. Granier (Bertrande), 60 ans, à Mauvezin (Gers).
15. Bouscayrol, 65 ans, marchand de grain à Aubin (Aveyron).

Deux de ces 20 malades m'ont donné un succès pour un œil et seulement un demi succès de l'autre :

16. Glories, 59 ans, fermier au Cloutel, près Mazamet (Tarn).
17. Jean Aries, 66 ans, de Nizan, par Boulogne (Hte-Garonne).

Deux malades m'ont donné un succès complet d'un côté et un insuccès de l'autre :

18. François Jacoumet, 57 ans, de Boulogne (Haute-Garonne); très-bon résultat à l'œil gauche, insuccès à l'œil droit, par iritis purulente modérée.

19. Mlle Beslière, 72 ans, place Rouaïx, à Toulouse; succès de l'œil droit. Insuccès par iritis de l'œil gauche, sans atrophie de l'organe.

Un seul malade sur ces 20, est resté aveugle à la suite de la double opération qu'il a subie.

20. X... 65 ans environ, métayer de M. Constans, place Dupuy, 28, à Toulouse, double insuccès par iritis grave.

On voit quelles chances énormes de succès l'on peut faire espérer au malade, quand ses deux yeux peuvent être opérés simultanément.

En somme, sur ces 40 opérations, il y a eu 34 succès, 2 demi succès et 4 insuccès complets.

Si je fais la récapitulation générale de toutes mes opérations, je trouve, que 114 extractions de cataracte pratiquées sur 94 malades ont donné 100 succès, 5 demi-succès et seulement 9 insuccès.

La proportion des insuccès n'est donc pas tout-à-fait de 1 sur 12 opérations J'ajouterai que l'atrophie du globe n'ayant pas toujours accompagné l'insuccès, il serait possible encore d'espérer dans plusieurs de ces cas une amélioration notable en pratiquant une pupille artificielle, par ce que l'on a appelé, dans ces derniers temps, l'iridotomie, à l'aide de ciseaux introduits dans l'œil, une branche en avant et l'autre en arrière de l'iris tapissé de fausses membranes épaisses.

Si l'on veut bien tenir compte que je donne la relation de toutes les opérations que j'ai eu l'occasion de pratiquer par la méthode d'extraction linéaire avec iridectomie, en y comprenant les premières pour lesquelles je manquais, évidemment, d'une expérience suffisante; si l'on admet aussi que l'habitude rend de plus en plus habile dans l'exécution d'une opération quelconque, et que par conséquent, je puis compter pour l'avenir sur des résultats un peu supérieurs à ceux-ci, on sera porté à conclure avec moi, qu'il sera désormais difficile de créer une méthode d'extraction de la cataracte, qui offre des chances de succès plus nombreuses que celle-ci. Je disais au début de ce travail, qu'il faudrait, sans doute des preuves bien puissantes de l'inutilité de l'iridectomie, pour faire renoncer à cette pratique, ceux qui connaissent bien la méthode de Graefe, je ne saurais que le répéter ici.

Je terminerai en affirmant que j'ai dressé cette statistique avec le plus grand soin, pour éviter autant que possible, des erreurs trop faciles : je n'y ai mis non plus aucun esprit de parti, désireux de faire pour le mieux et prêt à modifier le manuel opératoire, aussitôt qu'il pourrait y avoir pour les malades le plus petit avantage, mais aussi, bien décidé à ne pas subir un entraînement que l'expérience ne viendrait pas justifier.

Toulouse, Impr. Louis & Jean-Matthieu Douladoure.

DU MÊME AUTEUR :

1. **De la cataracte ;** analyse critique et indications des anciens et nouveaux procédés opératoires.
2. **Le Glaucome** et l'Iridectomie.
3. **Des injections sous-cutanées** de morphine dans les affections douloureuses des yeux.
4. **Du traitement des affections chroniques des voies lacrymales** à l'aide des sondes de Bowman.
5. **De l'ophthalmie sympathique.**
6. **Corps étranger** ayant séjourné 43 ans dans l'œil et nécessité l'énucléation de l'organe.
7. **De la rétinite pigmentaire** et de l'héméralopie.
8. **Résultats de l'extraction linéaire** de la cataracte.
9. **De l'extraction de la cataracte** dans sa capsule.

Tous ces mémoires ont été publiés dans la *Revue Médicale* de Toulouse.

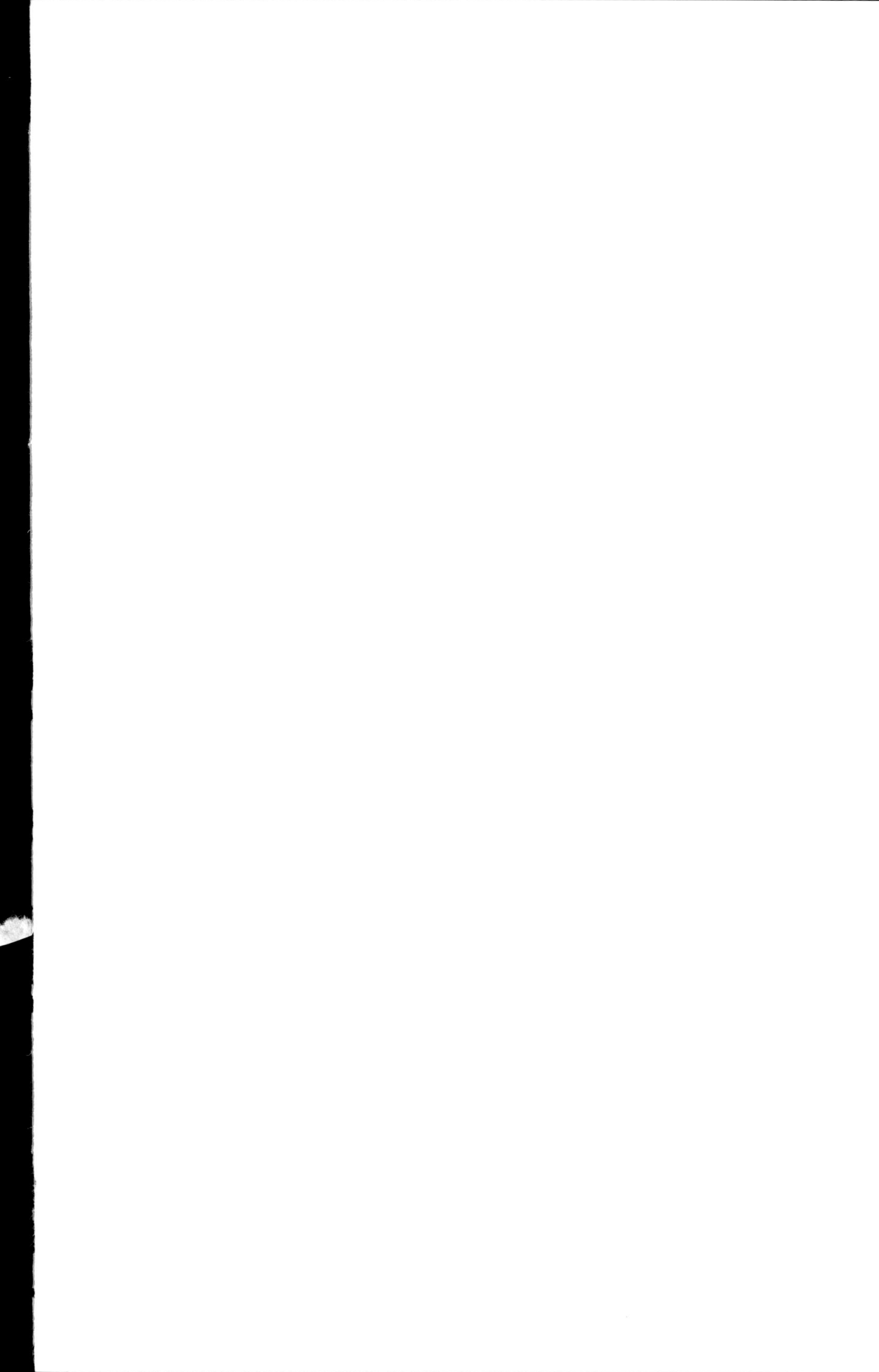

www.ingramcontent.com/pod-product-compliance
Lightning Source LLC
Chambersburg PA
CBHW071424200326
41520CB00014B/3572

* 9 7 8 2 0 1 1 3 0 2 5 0 2 *